Prof. Dr. med. Gerd K. Döring

Die Temperaturmethode zur Empfängnisverhütung

≡ **TRIAS** THIEME HIPPOKRATES ENKE

Anschrift des Autors:

Prof. Dr. med. G. K. Döring
ehem. Chefarzt der gynäkologisch-
geburtshilflichen Abteilung des
Städtischen Krankenhauses
München-Harlaching
Hechendorf Seeleite 9
D-8031 Seefeld 2

Umschlaggestaltung und
Konzeption der Typographie:
B. und H. P. Willberg,
Eppstein/Ts.
Umschlagzeichnung:
Friedrich Hartmann, Stuttgart

*CIP-Titelaufnahme der Deutschen
Bibliothek*

Döring, Gerd K.:
Die Temperaturmethode zur
Empfängnisverhütung / Gerd. K.
Döring. –
10., überarb. Aufl. – Stuttgart :
TRIAS – Thieme Hippokrates Enke,
1989

(Die vorangegangenen Auflagen
erschienen unter dem gleichen Titel
mit der ISBN 3-13-326409-5 im
Georg Thieme Verlag innerhalb der
Reihe ›Thieme Ärztlicher Rat‹)

© 1954, 1989 Georg Thieme Verlag,
Rüdigerstraße 14,
D-7000 Stuttgart 30
Printed in Germany
Satz und Druck:
Gulde-Druck GmbH, Tübingen

ISBN 3-89373-034-6   1 2 3 4 5 6

Wichtiger Hinweis: Medizin als
Wissenschaft ist ständig im Fluß.
Forschung und klinische Erfahrung erweitern unsere Kenntnis-
se, insbesondere was Behandlung
und medikamentöse Therapie an-
belangt. Soweit in diesem Werk eine
Dosierung oder eine Applikation
erwähnt wird, darf der Leser zwar
darauf vertrauen, daß Autoren,
Herausgeber und Verlag größte Mü-
he darauf verwandt haben, daß diese Angabe genau dem **Wissens-
stand bei Fertigstellung des
Werkes** entspricht. Dennoch ist
jeder Benutzer aufgefordert, die
Beipackzettel der verwendeten Prä-
parate zu prüfen, um in eigener
Verantwortung festzustellen, ob
die dort gegebene Empfehlung für
Dosierungen oder die Beachtung
von Kontraindikationen gegenüber
der Angabe in diesem Buch ab-
weicht. Das gilt besonders bei selten
verwendeten oder neu auf den
Markt gebrachten Präparaten und
bei denjenigen, die vom Bundes-
gesundheitsamt (BGA) in ihrer
Anwendbarkeit eingeschränkt worden sind. Benutzer außerhalb der
Bundesrepublik Deutschland müssen sich nach den Vorschriften
der für sie zuständigen Behörde
richten.

Inhaltsverzeichnis

Zu diesem Buch

Die »Temperaturmethode« gehört zu den Methoden, bei denen die Empfängnisverhütung nicht durch chemische oder mechanische Mittel, sondern durch zeitweilige Enthaltsamkeit erzielt wird. Man spricht dann auch von *periodischer Abstinenz,* von *Zeitwahl,* von *natürlichen Methoden* oder von *Geburtenregelung auf biologischem Wege.* Bei den Methoden der periodischen Enthaltsamkeit muß man grundsätzlich unterscheiden zwischen den sog. *Kalendermethoden,* bei denen die fruchtbaren und unfruchtbaren Tage mit Hilfe eines Menstruationskalenders ausgerechnet werden (z.B. Ogino-Knaus) und der *Temperaturmethode,* von der hier die Rede sein soll.

Während die Kalendermethoden (Knaus, Ogino und ähnliche reine Rechenverfahren) wegen ihrer Unzuverlässigkeit kaum noch im Gebrauch sind, erfreuen sich die Temperaturmethode und die modifizierte »symptothermale Methode« wegen ihrer großen Zuverlässigkeit großer Beliebtheit. Im Jahre 1966 hat sich eine Konferenz der Weltgesundheitsorganisation ausführlich mit dieser Methode befaßt. Dabei wurde festgestellt, daß die Temperaturmethode in ihrer strengen Form an Zuverlässigkeit mit an der Spitze aller bekannten Methoden steht und durchaus neben den Ovulationshemmern (»Pille«) bestehen kann. Der große Vorteil der Temperaturmethode ist ihre absolute Unschädlichkeit, die man mit der gleichen Unbedenklichkeit keiner anderen Methode der Empfängnisverhütung bestätigen kann. Es sind keine chemischen oder mechanischen Maßnahmen erforderlich. Da ein hoher Grad an Zuverlässigkeit dazukommt, ist die Temperaturmethode auch im Zeitalter von »Pille« und »Spirale« ein durchaus empfehlenswertes Verfahren.

G. K. Döring

Kurze Erläuterung der Eierstockfunktion

Die Fruchtbarkeit der gesunden Frau hängt in erster Linie von der Tätigkeit ihrer Eierstöcke ab. In ihnen reift etwa alle 4 Wochen ein Eibläschen, der **Follikel**, heran. Ziemlich genau in der Mitte zwischen zwei Regelblutungen kommt es zum Platzen des Eibläschens, zum **Follikelsprung**, bei dem die reife Eizelle aus dem Eierstock ausgestoßen wird, von dem Eileiter aufgefangen und dort befruchtet werden kann. Wenn keine Vereinigung mit einer männlichen Samenzelle stattfindet, setzt rund 2 Wochen nach dem Follikelsprung die Regel ein. Die Zeitspanne, die vom Beginn der einen Regel bis zum Beginn der folgenden Regel vergeht, pflegt man »**Zyklus**« zu nennen.

Um die Funktion der Eierstöcke beurteilen zu können, bedient man sich seit Jahren vor allem der Methode der **Temperaturmessung**. Worum es sich dabei handelt, läßt sich am einfachsten an einem praktischen Beispiel erklären. Wenn eine gesunde Frau im Alter von etwa 20–45 Jahren an jedem Morgen zur gleichen Uhrzeit die Körpertemperatur mißt und die gemessenen Werte aufzeichnet, dann ergibt das eine Kurve von der Form, wie sie in Abb. 1 dargestellt ist. Die Temperaturkurve zeigt, von kleinen Unregelmäßigkeiten abgesehen, einen wellenförmigen Verlauf. Wenn man auf einer solchen Kurve auch noch jeweils den Beginn der Periodenblutung kennzeichnet, wie es in unserer Abbildung durch die senkrechten Linien vorgenommen worden ist, dann ergibt sich folgendes: In der ersten Hälfte der Zeit zwischen 2 Regelblutungen zeigt die Temperaturkurve ein Wellental, in der zweiten Hälfte dagegen einen Wellenberg.

Man weiß nun seit einiger Zeit, daß man aus dem Verlauf der Temperaturkurve ablesen kann, ob die Eierstöcke normal arbeiten und wann der Eibläschen- oder Follikel-

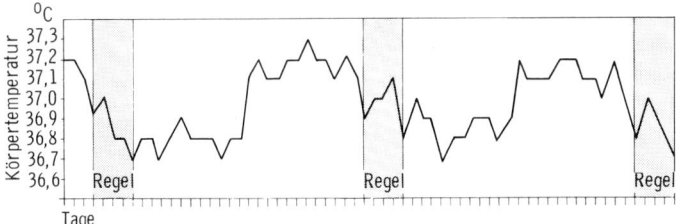

Abb. 1   Verlauf der Körpertemperatur bei einer gesunden Frau über eine Zeit
          von 2 Zyklen. An der linken Seite ist die Temperatur in Zehntelgrad
          angegeben. Durch die senkrechten Linien ist jeweils der Tag besonders
          bezeichnet, an dem die Periodenblutung einsetzt.

sprung erfolgt. Durch den Follikelsprung wird die Eizelle aus
dem Eierstock ausgestoßen und kann dann befruchtet werden. Deshalb ist die Bestimmung dieses Zeitpunktes von
größter Bedeutung für die Feststellung der fruchtbaren und
unfruchtbaren Tage der Frau.

  Um das Verständnis der zeitlichen Zusammenhänge
bei der Befruchtung zu erleichtern, sollen einige grundlegen-
de Tatsachen aufgezählt werden:

1. Das durch den Follikelsprung frei werdende mensch-
    liche Ei kann nur während einer kurzen Zeitspanne,
    die wahrscheinlich einige Stunden beträgt, befruch-
    tet werden.
2. Die Befruchtungsfähigkeit der männlichen Samen-
    zelle ist nach Ansicht der meisten Forscher auf weni-
    ge Tage begrenzt, sie dauert etwa 2–3 Tage.
3. In der Zeit zwischen 2 Periodenblutungen erfolgt nur
    1 Follikelsprung.*

---

* Ausnahme: Bei einem Teil der zweieiigen Zwillinge kommt es zu zwei
Follikelsprüngen. Aber auch diese erfolgen gleichzeitig oder in kurzem
Abstand.

Aus der Berücksichtigung dieser Tatsache ergibt sich, daß man nur eine Methode benötigt, mit deren Hilfe man den **Zeitpunkt des Follikelsprunges** feststellen kann, um die für die Befruchtung günstigen bzw. ungünstigen Zeiten ermitteln zu können.

Wie stellt man den Zeitpunkt
des Follikelsprunges fest?

Wenn man die Temperaturmessung zur Kontrolle der Eierstockfunktion bzw. zum Nachweis des Follikelsprunges anwenden will, dann benutzt man zweckmäßigerweise zum Aufzeichnen der Kurven ein Formular wie das in Abb. 2 abgebildete.

In der obersten Spalte des Formulars werden das Jahr und der Kalendermonat eingetragen, in der zweiten Spalte das Datum. Die nächste Spalte »Zyklustag« ist dazu da, das Abzählen der Tage vom Beginn der Periodenblutung

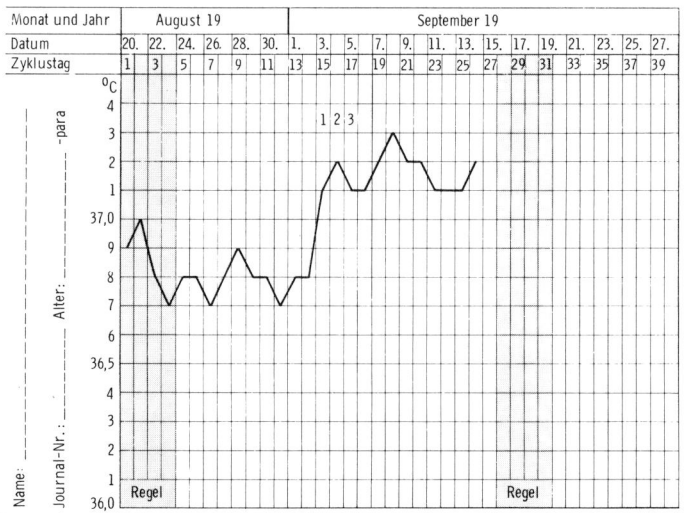

Abb. 2   Muster eines Formulars, wie es für die Aufzeichnung der täglich gemessenen Temperaturwerte zur Kontrolle der Eierstockfunktion gebräuchlich ist. Nähere Erläuterung siehe Text.

an zu erleichtern. Der 1. Zyklustag ist der Tag, an dem die Periode einsetzt. An diesem Tag wird jeweils ein neues Formular begonnen.

Auf der in Abb. 2 dargestellten Kurve sinkt die Temperatur während der Periode ab und schwankt dann um Werte von 36,7 bis 36,8 Grad Celsius. Etwa in der Mitte des Zyklus, am 15. Zyklustag, steigt die Temperatur plötzlich an und bleibt anschließend bis zum Beginn der nächsten Periode auf einer Höhe von durchschnittlich 37,1 bis 37,2 Grad Celsius.

Man weiß aus einer großen Zahl von vergleichenden Untersuchungen, daß der plötzliche Anstieg der Körpertemperatur (»Temperatursprung«) durchschnittlich 1–2 Tage nach dem Follikelsprung erfolgt. Man kann also durch die Temperaturmessung feststellen, wann der Follikelsprung erfolgt ist. In dem auf Abb. 2 dargestellten Zyklus müßte man den Follikelsprung in der Zeit vom 13. bis 14. Zyklustag annehmen.

Das richtige Erkennen des Temperaturanstiegs macht mitunter Schwierigkeiten. Da aber von dem richtigen Erkennen dieses Tages die zuverlässige Anwendung der Temperaturmethode entscheidend abhängt, sollte man sich an folgende Regel halten, die in allen Zyklen, in denen ein Follikelsprung erfolgt, anzuwenden ist: »Den richtigen Temperaturanstieg erkennt man daran, daß er innerhalb von 48 Stunden oder weniger erfolgt und daß die Temperaturen an drei aufeinanderfolgenden Tagen um mindestens 0,2 Grad Celsius höher liegen als an den vorangegangenen sechs Tagen. Der erste der drei Tage mit erhöhter Temperatur ist dann der *Temperaturanstieg*«. In Abb. 2 sind die drei ersten Tage der erhöhten Temperatur mit 1, 2, 3 hervorgehoben.

Wie bestimmt man die für die Befruchtung günstigste Zeit?

Aus dem im vorigen Abschnitt Gesagten geht hervor, daß man mit Hilfe der Temperaturmessung den Tag des Follikelsprunges ziemlich genau ermitteln kann, man kann ihn aber nicht vorhersagen. Das kann man bisher mit keiner Methode. Dadurch wird aber der Wert der Temperaturmessung für die Bestimmung der für die Befruchtung günstigsten Tage nicht eingeschränkt, denn man weiß, daß bei einer Frau der Follikel meist ziemlich genau zur selben Zeit innerhalb des Zyklus springt. Es gibt z. B. Frauen, bei denen der Follikelsprung fast immer in der Zeit vom 13. bis 15. Zyklustag erfolgt. Das sind diejenigen Frauen, bei denen die Zykluslänge, d. h. der Abstand vom Beginn der Periode bis zum nächsten Periodenbeginn, immer ungefähr 28 Tage beträgt. Es gibt aber auch Frauen, bei denen man aufgrund der Temperaturmessung weiß, daß der Follikel meist schon sehr früh, etwa in der Zeit vom 8.–10. Zyklustag, springt. Meistens handelt es sich dabei um Frauen, deren Zyklus erheblich kürzer ist als 28 Tage. Schließlich gibt es Frauen mit verlängerten Regelabständen, bei denen der Follikelsprung regelmäßig sehr spät, z. B. erst etwa am 20. Zyklustag oder noch später, erfolgt.

Wenn also eine Frau wissen will, zu welchem Zeitpunkt bei ihr mit dem Follikelsprung, d. h. mit der Empfängnisfähigkeit, zu rechnen ist, dann muß sie mehrere Monate lang regelmäßig ihre Körpertemperatur morgens messen und aufzeichnen. Hat sie dann festgestellt, daß der Temperaturanstieg in den meisten Zyklen z. B. am 15. Zyklustag erfolgt ist, dann kann sie sich ausrechnen, daß der Follikelsprung jeweils 1 bis 2 Tage früher, also in der Zeit vom 13.–14.

Zyklustag, stattgefunden hat. Berücksichtigt man jetzt noch die Befruchtungsfähigkeit der männlichen Samenzellen mit 2–3 Tagen, dann ergibt sich, daß die für eine Empfängnis günstigste Zeit in diesem Fall etwa vom 10. bis zum 15. Zyklustag reicht (Abb. 3). Den Tag des Temperaturanstiegs rechnet man erfahrungsgemäß zu den günstigen Tagen.

Die Richtigkeit dieser Regel ist durch die Ergebnisse zahlreicher Untersuchungen bewiesen.

Bei Kinderwunsch lautet die Schlußfolgerung aus diesem Abschnitt folgendermaßen: Man bestimmt in jedem Zyklus den Tag, an dem der Temperatursprung erfolgt. Hat man an mehreren aufeinanderfolgenden Zyklen festgestellt,

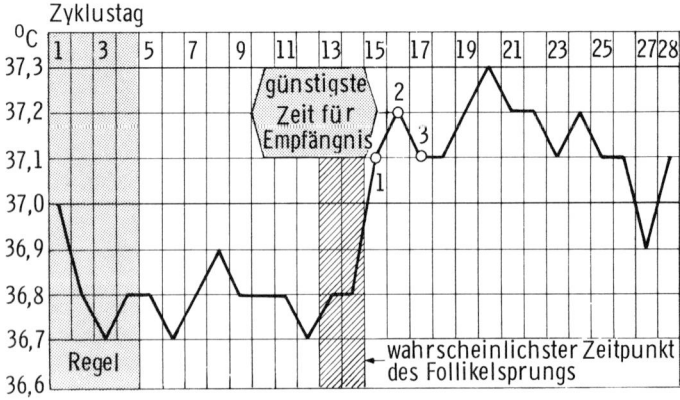

Abb. 3   zeigt die Temperaturkurve von Abb. 2 erneut. Hier sind die ersten drei Tage der erhöhten Temperatur durch Zahlen markiert. 1 und 2 Tage vor dem Temperaturanstieg erfolgt mit größter Wahrscheinlichkeit der Follikelsprung. Die günstigste Zeit für eine Empfängnis ist eingezeichnet. Sie reicht in diesem Fall vom 10. bis 15. Zyklustag.

an welchem Zyklustag der Temperatursprung am häufigsten aufgetreten ist, dann zieht man von diesem Tag 5 Tage ab. In der Zeitspanne zwischen dem so errechneten Zyklus und dem Tag, an dem der Temperatursprung erfolgt, sind die Aussichten für eine Empfängnis am günstigsten. Von dem Tag nach dem Temperaturanstieg an kann in dem betreffenden Zyklus kaum noch mit einer Empfängis gerechnet werden.

Wenn man feststellen muß, daß die Temperaturkurve den in Abb. 1 oder Abb. 2 gezeigten wellenförmigen Verlauf nicht zeigt, dann muß mit einer Störung der Eierstockfunktion gerechnet werden. In diesem Fall empfiehlt es sich, einen Frauenarzt aufzusuchen, der anhand des Verlaufes der Temperaturkurve in der Lage ist, die Frage einer Störung der Eierstockfunktion zu klären. Bei Zyklusstörungen oder bei vergeblichem Kinderwunsch ist das Vorhandensein von Temperaturkurven für den behandelnden Arzt eine große Hilfe für die Beurteilung der Funktion der Eierstöcke.

Wie bestimmt man die unfruchtbaren Tage?

Aus den bereits oben aufgezählten Tatsachen:

1. daß in jedem Zyklus nur eine Eizelle frei wird, die befruchtet werden kann,
2. daß diese Eizelle nur innerhalb einer Zeitspanne von wenigen Stunden befruchtet werden kann,
3. daß die männlichen Samenzellen nur etwa 2–3 Tage lang befruchtungsfähig sind und
4. daß die Körpertemperatur durchschnittlich 1–2 Tage nach dem Follikelsprung mehr oder weniger plötzlich ansteigt,

ergibt sich, *daß eine Empfängnis nur innerhalb der 5 Tage zustande kommt, die vor dem Tag des Temperatursprunges liegen.* Diese Tatsache ist seit vielen Jahren praktisch dazu benutzt worden, mit Hilfe der Temperaturmessung diejenigen Tage zu bestimmen, an denen eine Frau unfruchtbar ist.

Die »strenge Form
der Temperaturmethode«

Sehr einfach und bereits im ersten gemessenen Zyklus zuverlässig möglich ist die Bestimmung der unfruchtbaren Zeitspanne während der *zweiten Hälfte des Zyklus*: Vom 3. Tag der erhöhten Temperatur an bis zum Eintritt der folgenden Regelblutung ist eine Frau zuverlässig unfruchtbar. In Abb. 4 sind diese zuverlässig unfruchtbaren Tage aufgezeichnet, es handelt sich dabei meist um 10–11 Tage in jedem Zyklus.

Wenn sich eine Frau an die obengenannte Regel zur Bestimmung des Temperaturanstiegs (S. 6) hält und wenn sexueller Kontakt nur in der Zeit vom 3. Tag der erhöhten Temperatur bis zur folgenden Regelblutung stattfindet, dann ist die Zuverlässigkeit dieser »strengen Form der Temperaturmethode« außerordentlich hoch. In der Zeit vom 3. Tag der erhöhten Temperatur bis zur folgenden Regel ist niemals eine Empfängnis beobachtet worden! Die Zuverlässigkeit der strengen Form der Temperaturmethode liegt nur wenig nach der Pille an der Spitze aller bis heute bekannten Methoden der Empfängnisverhütung.

Ein Nachteil der strengen Form der Temperaturmethode ist die relativ große Zahl von Tagen, an denen sexuelle Enthaltsamkeit eingehalten werden muß. Wenn die Anwendung der strengen Methode an dieser Schwierigkeit zu scheitern droht, dann kann eine weniger strenge Methode angewandt werden, die als »erweiterte Form der Temperaturmethode« bezeichnet wird. Ihre Zuverlässigkeit ist etwas geringer als die der strengen Form, dafür ist aber die Zahl der geforderten Abstinenztage ebenfalls geringer.

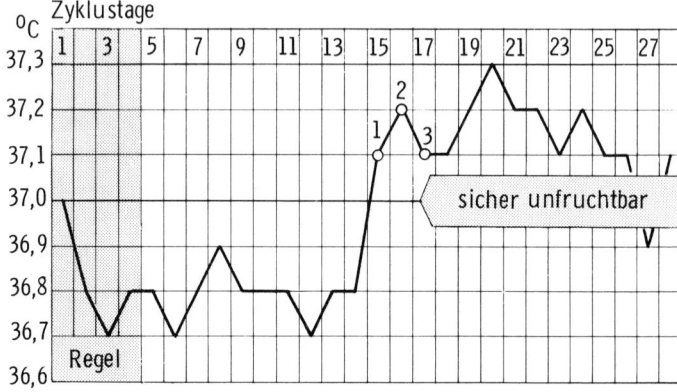

Abb. 4   Die zuverlässig unfruchtbaren Tage im Zyklus. Die Zahlen geben den 1.
bis 3. Tag der erhöhten Temperatur an. Die unfruchtbaren Tage reichen
vom 3. Tag der erhöhten Temperaturen bis zu der folgenden
Regelblutung. Während dieser 10 bis 11 Tage ist bisher nie eine
Empfängnis eingetreten. Man spricht von der »strengen Form der
Temperaturmethode«, wenn während der übrigen Tage des Zyklus
sexuelle Abstinenz eingehalten wird.

Die »erweiterte Form
der Temperaturmethode«

Es gibt noch eine Zeitspanne in jedem Zyklus, die als unfruchtbar bezeichnet werden kann, nämlich die Tage nach Beginn der Regelblutung bis 6 Tage vor dem Temperaturanstieg. Doch ist die Bestimmung dieser Zeitspanne schwieriger. Bei Schwankungen der Zykluslänge, also des Regelabstandes, kommt es hier eher einmal zu einer unbeabsichtigten Empfängnis. Wenn ein Ehepaar sowohl die oben beschriebene, absolut zuverlässig unfruchtbare Zeitspanne **vor** der Regel als auch die soeben erwähnten wahrscheinlich unfruchtbaren Tage **nach** der Regel für den sexuellen Kontakt ausnutzt, dann spricht man von der »erweiterten Form der Temperaturmethode« (Abb. 5).

Bei der Errechnung dieser unfruchtbaren Phase im Zyklus geht man folgendermaßen vor: Von dem Zyklustag an, an dem bei mindestens 6monatiger Temperaturmessung der früheste Temperaturanstieg beobachtet worden ist, werden 6 Tage abgezogen. Davon entsprechen 2 Tage dem durchschnittlichen zeitlichen Abstand des Follikelsprunges vom Temperaturanstieg, 2 Tage der durchschnittlichen Befruchtungsfähigkeit der männlichen Samenzellen, und die restlichen 2 Tage stellen einen Sicherheitsfaktor dar. Ein Beispiel soll die Rechnung erleichtern: Wenn der Temperaturanstieg immer in der Zeit zwischen dem 15. und 18. Zyklustag erfolgt ist, dann rechnet man: 15–6 = 9. Der 9. Tag ist also der erste Tag der fruchtbaren Phase. Will man den letzten Tag der unfruchtbaren Zeit nach der Regel feststellen, so werden vom Tag des frühesten Temperaturanstiegs 7 Tage abgezogen (s. Abb. 5).

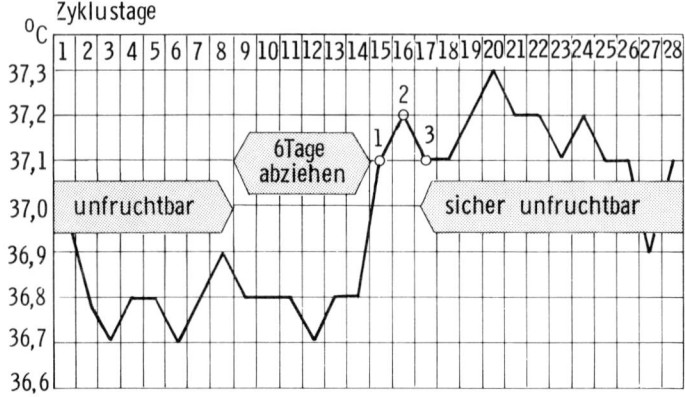

Abb. 5   »Erweiterte Form der Temperaturmethode«. Dabei wird außer der
sicher unfruchtbaren Zeitspanne von der Regel eine weitere
unfruchtbare Zeit nach der Regel ausgenutzt. Von dem Tag, an dem der
früheste Temperaturanstieg erfolgt, werden 6 Tage abgezogen. In
diesem Beispiel 15 weniger 6 ist 9. Die unfruchtbare Zeit nach der
Regel reicht in diesem Fall bis zum 8. Zyklustag.

Am Schluß dieses Abschnittes soll nochmals darauf
hingewiesen werden, daß die unfruchtbare Zeit zwischen
dem Temperatursprung und dem Einsetzen der folgenden
Regel leicht zu bestimmen und zuverlässig ist (»strenge Form
der Temperaturmethode«). Dagegen ist die Bestimmung der
unfruchtbaren Zeit nach der Regel bis 7 Tage vor dem Temperatursprung schwieriger und weniger zuverlässig. Voraussetzung für ihre Anwendung ist die langfristige Kontrolle der
Körpertemperatur über mindestens 6 Monate, besser noch
während eines ganzen Jahres. Bei größeren Unregelmäßigkeiten der Zykluslänge oder nach einer verspätet eingetrete-
nen Periode ist die Bestimmung der unfruchtbaren Zeit nach
der Regel bis 7 Tage vor dem Temperatursprung nicht mit der
notwendigen Zuverlässigkeit durchführbar.

Die zahlenmäßig ausgedrückte Zuverlässigkeit der strengen Form der Temperaturmethode und der kombinierten Form der Temperaturmethode können auf Seite 14 nachgelesen werden. Dort ist auch die Zuverlässigkeit der anderen gebräuchlichen empfängnisverhütenden Methoden zum Vergleich wiedergegeben.

Zahlen über die Zuverlässigkeit der Temperaturmethode und der anderen empfängnisverhütenden Methoden können auf Seite 26 nachgelesen werden.

Andere Formen der erweiterten Temperaturmethode

In vielen Ländern ist es üblich, für die Bestimmung der unfruchtbaren Tage *vor* der Regelblutung die Temperaturmethode zu benutzen, aber für die unfruchtbaren Tage *nach* der Regel die Kalendermethode nach Ogino oder Knaus. Die Zuverlässigkeit derartiger Kombinationen von Temperaturmethode und Kalendermethode ist schlecht. Diese Kombinationen haben teilweise die Temperaturmethode in Mißkredit gebracht und sind daher abzulehnen.

Wie kann man die Temperaturmethode noch sicherer machen?

Manche Frauen haben Hemmungen, die Temperaturmethode praktisch zur Empfängnisverhütung zu benutzen, weil sie sich nicht sicher sind, ob der von ihnen beobachtete Temperaturanstieg auch wirklich der »richtige« Temperaturanstieg ist. Für diese Frauen gibt es ein Hilfsmittel: Einige Tage vor dem Eisprung und auch noch während des Eisprunges wird der Schleim im Halsteil der Gebärmutter flüssig und fadenziehend (»wie das Weiße vom rohen Ei«). Diese Verflüssigung ist die Voraussetzung dafür, daß die Samenfäden in die Gebärmutter eindringen können. Die meisten Frauen können diese Tage daran erkennen, daß sie diesen fadenziehenden Schleim am Eingang zur Scheide feststellen. Hat nun eine Frau an den 3–4 Tagen vor dem Temperaturanstieg schleimig-fadenziehende Absonderungen beobachtet, so kann sie sich darauf verlassen, daß der Temperaturanstieg tatsächlich anzeigt, daß der Eisprung erfolgt ist und daß die fruchtbaren Tage vorüber sind.

Die Kombination von Temperaturmethode und Selbstbeobachtung der Schleimabsonderung wird als »symptothermale Methode« bezeichnet (Rötzer). Es gibt auch eine Methode, bei der man sich allein nach dem Abgang von fadenziehendem Schleim richtet (Methode nach Billings, siehe den deutschen Leitfaden von A. Capella). Die reine Schleim-Selbstbeobachtungsmethode hat so viele Versager, daß man sie nicht empfehlen kann.

Über die Annehmbarkeit
der Temperaturmethode

Ich kenne Hunderte von Frauen, die mit der Temperaturmethode zur Empfängnisverhütung sehr gut zurechtgekommen sind. Aber nicht alle Paare sind für die Anwendung
dieser Methode gleich gut geeignet. Wenn ein Paar – oder
auch nur einer der beiden Partner – nicht bereit ist, etliche
Tage in jedem Zyklus sexuelle Enthaltsamkeit einzuhalten,
so ist dies nicht die geeignete Methode für sie. Diese Schwierigkeit betrifft viele junge Paare, die dann eine andere Methode der Empfängnisverhütung benutzen müssen.

Nach den Erfahrungen der Experten in aller Welt
sind für die Temperaturmethode nicht zu junge Ehepaare am
besten geeignet, die ein starkes Motiv für eine zeitweilige
oder dauernde Empfängnisverhütung haben und die bereit
sind, die geforderten Zeiten sexueller Abstinenz auf sich zu
nehmen. Bei solchen gut geeigneten Ehepaaren kommt es
erfahrungsgemäß nur selten zu Anwendungsfehlern, und
das Risiko einer ungewollten Empfängnis ist äußerst gering.

Nicht wenige Frauen betrachten die durch die Temperaturmessung gewonnene Information über das Auf und Ab
im Zyklus und über die eigene Fruchtbarkeit als eine Erweiterung ihres Körperbewußtseins, ihres »Frau-Seins«. Diese
Frauen haben keine Schwierigkeiten mit der täglichen Temperaturmessung. Manche Frauen empfinden das tägliche
Messen als lästig. Wenn diese mit der Temperaturmessung
einige Erfahrung haben, hilft ihnen der Rat, nicht mehr jeden
Tag zu messen. Sie stoppen das tägliche Messen, sobald die
Temperatur 4 oder 5 Tage erhöht ist, und beginnen am 6. Tag
des nächsten Zyklus wieder mit dem Messen.

Unbestrittene Vorteile der Temperaturmethode sind ihre absolute Unschädlichkeit und das Unterbleiben aller Manipulationen, die den sexuellen Akt in irgendeiner Weise stören könnten.

Die Temperaturmessung dient nicht nur der Bestimmung der unfruchtbaren Tage zum Zweck der Empfängnisverhütung, sondern auch der Bestimmung der fruchtbaren Tage bei Frauen, die Schwierigkeiten bei der Verwirklichung ihres Kinderwunsches haben. Sie ist also ein geeignetes Mittel der Familienplanung im negativen wie im positiven Sinn.

Verlauf der Temperaturkurve nach Einsetzen einer Schwangerschaft

Bei regelmäßiger Kontrolle der Körpertemperatur kann das Eintreten einer Schwangerschaft früher als mit den anderen Schwangerschaftsreaktionen festgestellt werden. Nach der Empfängnis kommt es zunächst wie in jedem normalen Zyklus zu dem typischen Temperaturanstieg. Diese erhöhte Temperatur von durchschnittlich 37,1 bis 37,2 Grad Celsius bleibt jedoch nach Eintreten einer Schwangerschaft 3–4 Monate lang bestehen, während sie außerhalb der Schwangerschaft nur 12–13 Tage lang anhält. Dauert die Erhöhung der Temperatur länger als 18 Tage, so kann mit größter Wahrscheinlichkeit mit dem Eintritt einer Schwangerschaft gerechnet werden.

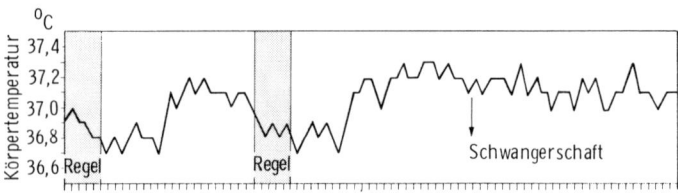

Abb. 6   Verlauf der Körpertemperatur bei einer gesunden Frau während eines normalen Zyklus und während der ersten beiden Monate einer Schwangerschaft. Ist die Temperatur 18 Tage nach dem Temperaturanstieg immer noch erhöht (↓), so ist mit einer Schwangerschaft zu rechnen.

Wie verhält man sich nach einer Geburt?

Nach einer Geburt macht die Anwendung der Temperaturmethode eine Zeitlang Schwierigkeiten, weil die Eierstockfunktion erst wieder richtig in Gang kommen muß. Die Zeit bis zum ersten Follikelsprung ist individuell unterschiedlich lang. Sie hängt auch davon ab, ob eine Frau stillt. Daher empfiehlt es sich, etwa 3 Wochen nach der Geburt mit der Temperaturmessung wieder zu beginnen. Es kann einige Monate dauern, bis auf der Temperaturkurve eindeutig ein Temperaturanstieg zu erkennen ist, der die sichere Anwendung der Temperaturmethode erlaubt. Wenn unter gar keinen Umständen schnell wieder eine Schwangerschaft eintreten darf, ist es ratsam, nach einer Geburt vorübergehend für etwa 3 Monate auf eine andere zuverlässige Methode der Empfängnisverhütung (z.B. Ovulationshemmer = »Pille«) auszuweichen, ehe man sich wieder an die Temperaturmethode hält.

Praktische Regeln für das Messen der Körpertemperatur zur Kontrolle der Eierstockfunktion

1. Das Thermometer muß vor jeder Messung heruntergeschlagen werden.
2. Die Temperatur muß jeden Morgen etwa zur gleichen Uhrzeit vor dem Aufstehen gemessen werden. Abweichungen bis zu einer Stunde spielen keine Rolle. Größere Abweichungen müssen auf dem Kurvenblatt vermerkt werden.
3. Die Messung erfolgt entweder im Darm oder im Mund unter der Zunge, und zwar 5 Minuten lang. Messungen in der Achselhöhle sind für diesen Zweck zu ungenau.
4. Die gemessenen Temperaturwerte sollen **sofort** auf ein Kurvenblatt notiert werden.*
5. Man beginnt bei Einsetzen der Periode ein neues Kurvenblatt.
6. Benutzt werden kann jedes gewöhnliche Fieberthermometer. Spezialthermometer geben keine größere Genauigkeit, sie erleichtern jedoch die Ablesung.
7. Erkrankungen, auch leichte, wie z.B. Schnupfen, Kopfschmerzen usw., die zu einer vorübergehenden Temperaturerhöhung führen können, müssen auf dem Kurvenblatt vermerkt werden, da sie sonst einen Temperaturanstieg vortäuschen können.
8. Es soll grundsätzlich täglich das gleiche Thermometer benutzt werden. Die Verwendung eines neuen Thermometers muß auf dem Kurvenblatt vermerkt werden, da auch geeichte Thermometer untereinander erhebliche Abweichungen aufweisen können.

---

* Formulare

9. Die einzelnen Temperaturwerte werden auf dem Kurvenblatt eingetragen und durch Linien miteinander verbunden.

10. Es empfiehlt sich, besonders anfangs, die Beratung durch einen auf diesem Gebiet erfahrenen Arzt in Anspruch zu nehmen, da sich sonst leicht Fehler in der Deutung der Kurven einschleichen. Das gilt besonders für die Frauen, bei denen der Temperaturanstieg nicht sprunghaft, sondern im Verlauf von mehreren Tagen allmählich erfolgt oder deren Kurven in einem **Zyklus** mehrere Erhöhungen oder andere Unregelmäßigkeiten aufweisen.

11. Frauen, die mit der Temperaturmethode Erfahrung haben, brauchen die Temperatur nicht täglich zu messen. Sie hören damit auf, wenn die Temperatur 4 oder 5 Tage auf dem erhöhten Niveau liegt und beginnen wieder am 6. Zyklustag.

Anhang:
Die Zuverlässigkeit der verschiedenen
Methoden der Empfängnisverhütung

Schon lange ist man bemüht, die Zuverlässigkeit der verschiedenen empfängnisverhütenden Methoden in Zahlen auszudrücken. Frühere Versuche, als Maß der Zuverlässigkeit die Zahl der ungewollten Schwangerschaften pro Zahl der Frauen, die eine Methode angewandt haben, zu benutzen, haben sich als unbrauchbar erwiesen. Das gleiche gilt für die Berechnung der ungewollten Schwangerschaften auf die Zahl der sexuellen Beiwohnungen. Da in jedem Zyklus nur eine Empfängnis eintreten kann, kommt als Bezugssystem nur die Zahl der Zyklen in Frage.

Es hat sich als praktisch erwiesen, als Versagerquote die Zahl der ungewollten Schwangerschaften anzugeben, die in 100 Anwendungsjahren eingetreten sind. Ein Beispiel: 100 Frauen wenden während eines Jahres irgendein Verhütungsmittel an. Kommt es in dieser Zeit zu 10 Schwangerschaften, dann spricht man von einer Versagerquote von 10 pro 100 Anwendungsjahre.

In der folgenden Tabelle sind die Versagerquoten der wichtigsten empfängnisverhütenden Methoden im Vergleich dargestellt. Die hier angegebenen Zahlen sind abgerundete Durchschnittswerte, die aus wissenschaftlichen Veröffentlichungen zusammengestellt wurden (eine ausführlichere Darstellung findet man in dem Thieme-Taschenbuch »Empfängnisverhütung« vom gleichen Verfasser*). Bei allen Methoden wurden auch diejenigen ungewollten Schwanger-

---

* G. K. Döring, 11. Auflage, Thieme, Stuttgart 1988.

schaften als Versager gezählt, die durch fehlerhafte Anwendung einer Methode zustande gekommen sind. Das ist deshalb berechtigt, weil es nicht auf die theoretische, sondern auf die praktische Zuverlässigkeit einer Methode ankommt.

Ein Blick auf die Tabelle S. 26 zeigt klar, welche Methoden die sichersten sind: die Ovulationshemmer (»Pille«) und die strenge Form der Temperaturmethode. Es geht auch hervor, daß die »erweiterte Form der Temperaturmethode« genauso zuverlässig ist wie Intrauterinpessar (Spirale), Minipille oder Kondom.

Tab. 1 Vergleichende Übersicht über die Zuverlässigkeit der verschiedenen empfängnisverhütenden Maßnahmen (Versagerquote siehe Text)

Methode	Versagerquote
1. Ohne Anwendung von Mitteln	
Coitus interruptus	
(vorzeitige Unterbrechung)	20
Kalendermethode (Knaus-Ogino)	20
Billingssche Methode	20
Temperaturmethode	
»strenge Form«	1
»erweiterte Form«	3
Sympto-Thermale Methode	1–7
2. Mechanische Verhütungsmittel	
Intrauterinpessar (»Spirale«)	2–3
Kondom	3
Scheidendiaphragma	3–4
3. Chemische Verhütungsmittel	
(alle neueren Mittel, die Nonoxynol	
oder Octoxynol enthalten)	etwa 5
alte chemische Mittel	
(Scheidentabletten, Cremes, Zäpfchen)	20
4. Hormonale Verhütungsmittel	
Ovulationshemmer	
Pille	0,2–0,5
3-Monats-Spritze	0,5
Minipille	3
5. Die Pille danach	Zuverlässigkeit
(morning-after-pill)	99%

Basaltemperatur – Blatt Nr.

Monat und Jahr																																							
Datum																																							
Zyklustag *	1	2	3	4	5	6	7	8	9	10	11	12	13	14	15	16	17	18	19	20	21	22	23	24	25	26	27	28	29	30	31	32	33	34	35	36	37	38	39	40

°C
4
3
2
1
37,0
9
8
7
6
36,5
4
3
2
1
36,0

Name: _____

Alter: _____

Kinderzahl: _____

* In dieser Spalte werden die Tage vom Beginn der Regel an gezählt.
Menstruationsbeginn = 1. Zyklustag